AF402992

PUBLICATIONS DU *PROGRÈS MÉDICAL*

# SCLÉROSE ET ATROPHIE

## DES

## GLANDES GASTRIQUES

PAR

## Alexandre PILLIET

Interne des hôpitaux, aide-préparateur d'histologie à la Faculté de
médecine de Paris.

## PARIS

AUX BUREAUX DU
**PROGRÈS MÉDICAL**
14, rue des Carmes, 14

E. LECROSNIER et BABÉ
ÉDITEURS
Place de l'École de Médecine

1890

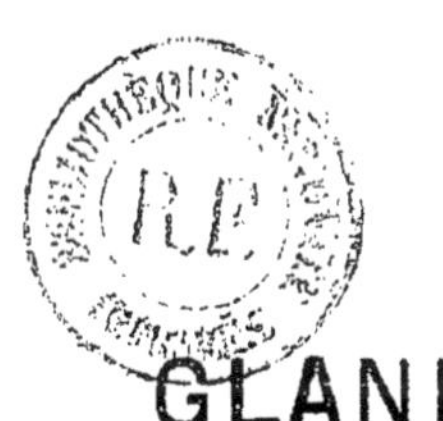

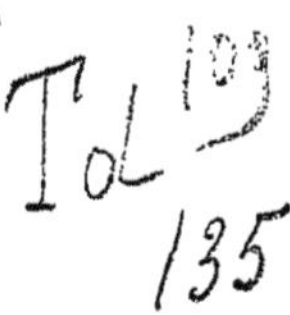

# SCLÉROSE ET ATROPHIE

DES

## GLANDES GASTRIQUES

I. — *Etude de la muqueuse gastrique à l'état normal.*

Le substratum anatomique des maladies chroniques de l'estomac est encore en grande partie ignoré ; la raison en est simple. Comme le pancréas, l'estomac est une collection de glandules à ferments ; et la sécrétion des cellules exerce son action destructive sur la muqueuse elle-même. On trouve donc le plus souvent la muqueuse très altérée dans les autopsies, et, même quand on la recueille fraîche, chez les suppliciés ou les animaux, il faut user de précautions spéciales, ne pas laisser trop longtemps les pièces ou les coupes dans les solutions aqueuses qui permettraient l'action des ferments. A cause de ces difficultés, surtout de la première, l'étude de l'estomac avait été un peu délaissée lors de la généralisation des recherches histologiques ; les déceptions des anatomo-pathologistes du milieu du siècle contribuaient encore à détourner d'une étude ingrate et trompeuse. On sait l'histoire du ramollissement cadavérique pris pour une lésion vraie. Indépendamment des plaques violacées étendues, des sugillations et des suffusions sanguines de la muqueuse, il était admis, d'après Louis, que les muqueuses dont on enlevait des lambeaux sensiblement plus petits que ceux que fournissait la muqueuse réputée normale (3 à 6 cent. carrés au niveau de la petite courbure) étaient atteintes de ramollissement. Il existait même toute une séméiologie fondée sur cette apparence de lésion.

D'autre part, l'invention des sondes gastriques, des pompes, la pratique courante des lavages ont permis, dans ces dernières années, d'examiner de près les caractères chimiques de la digestion, à l'état sain et à l'état malade. En France, les travaux de M. G. Sée et de ses élèves, surtout M. A. Mathieu, ont montré ce qu'il y avait d'avenir dans les recherches dirigées de ce côté; on se trouve donc en présence de ce paradoxe que, pour l'estomac, les désordres chimiques sont plus connus que les désordres anatomiques. Il n'y a pas d'autre organe dont l'étude présente ce phénomène.

Les histologistes sont donc revenus à la charge, et quelques travaux se sont produits, entre lesquels il faut signaler d'abord la thèse de M. Marfan sur la phtisie gastrique; et ce sont les résultats acquis jusqu'à ce jour que nous voudrions passer en revue.

Une étude des lésions chroniques de l'estomac doit répondre à ces deux questions : d'abord, existe-t-il pour cet organe une sclérose comparable à celle que nous trouvons dans le foie, le rein, le poumon, etc., et caractérisée par ces deux termes : atrophie du tissu sécréteur; hypertrophie du tissu conjonctif? Ensuite, si une pareille lésion existe, peut-on reconnaître son étiologie; et, si cette étiologie est multiple, distinguer des formes anatomiques correspondantes chacune à une cause déterminée? La solution de la première question n'est pas douteuse; mais il n'en est pas encore de même de la seconde.

La question est encore trop jeune, en effet, pour qu'on puisse y établir des classes ; il faut prendre le tout en bloc. Il n'est pas toujours facile de distinguer, à l'œil nu, les différents types de gastrites chroniques : l'alcoolique, l'urémique et la cachectique, pour ne prendre que les plus nettes. Et même au cours des affections nettement chroniques, on rencontre des érosions à fond rouge vif, qui ont au premier abord un caractère de lésions aiguës. Nous verrons que ce n'est pas toujours exact.

Pour topographier les lésions qu'on peut avoir à observer, il est indispensable d'avoir présent à l'esprit un court schéma de la structure de l'estomac. Elle comprend, comme l'on sait, une muqueuse et une mus·culeuse enveloppées par le péritoine. La muqueuse se divise en deux portions, l'épithélium, tant des glandes que de la surface, et le chorion ou trame cellulo-vasculaire, qui exige une étude particulière.

Les glandes sont de deux sortes, les unes, glandes cardiaques, contiennent, chez l'homme (1) comme chez beaucoup de Mammifères, deux sortes de cellules, en général bien distinctes. Les unes occupent le fond des culs-de-sac glandulaires ; elles sont remplies de granulations très fines et se colorent avec intensité par les colorants à base d'aniline : ce sont les cellules principales. Les autres sont volumineuses, arrondies, portant des expansions latérales courtes, et se disposent contre la paroi glandulaire que chacune d'elles soulève légèrement, ce qui donne au tube tout entier un aspect moniliforme. Ce sont les cellules bordantes. L'étude du développement et de l'estomac, dans la série des Vertébrés, établit que ces deux variétés ne sont que deux degrés du même élément. On trouve des différences aussi marquées dans les cellules des cordons de la cap-

---

(1) Nous avons pu le constater dans trois estomacs de suppliciés, pris dans d'excellentes conditions de conservation.

sule surrénale, dans celles des canaux excréteurs du rein, dans celles des travées hépatiques du foie chez le fœtus ; en sorte qu'il ne s'agit pas là d'un fait exceptionnel.

Les glandes pyloriques, plus larges, plus évasées, ne contiennent qu'une seule espèce de cellules, en général, claires. Enfin, le revêtement de la surface stomacale est formé de cellules caliciformes muqueuses, très allongées, à prolongement caudal effilé. Le stroma de ces glandes ou chorion forme une couche complexe. Sous les glandes, il se compose d'une couche de tissu cellulaire très lâche, véritable nappe de glissement qui peut se déplacer sur le plan musculaire sous-jacent ; puis il se condense à l'approche des glandes et devient plus résistant par l'adjonction de fibres lisses qui forment la musculaire muqueuse de Brücke. Ce tissu est de plus très riche en vaisseaux, surtout en veines, et renferme aussi les fibres nerveuses de Remak, émanées des plexus. Il englobe chaque cul-de-sac de glandes comme un dé à coudre entoure le doigt. Sur les coupes minces, ces culs-de-sac dessinent donc autant de concavités qui mordent sur la nappe du chorion ; et entre chacun d'eux s'insinue une portion de tissu conjonctif à base plus ou moins large. C'est l'espace inter-glandulaire. Comme l'a montré M. Marfan, c'est en ces points situés entre la base des glandes qu'on peut observer les premiers signes d'inflammation du chorion. Les glandes sont groupées par paquets autour de canaux excréteurs communs ; à chaque faisceau, à chaque groupe de tubes glandulaires est départie une individualité propre, et chez certains animaux ces groupes sont plongés dans le chorion, à distance les uns des autres, et chacun se trouve complètement entouré par le tissu conjonctif. Chez l'homme, il reste un vestige de cette disposition. On voit, sur les coupes, de place en place, et à intervalles assez réguliers, des espaces inter-glandulaires notablement plus larges que les autres. Ils correspondent aux limites des groupements glandulaires. C'est en ces points, mais non dans tous, il s'en faut de beaucoup, qu'on trouve les follicules lymphoïdes aplatis, triangulaires sur les coupes, qui existent normalement dans la muqueuse, surtout dans la région pylorique, et dont l'inflammation, au cours de la dothiénentérie, a été mise en lumière par MM. Cornil et Chauffard.

Après avoir fait l'étude du chorion au niveau des culs-de-sac, il faut le suivre entre les glandes et dans les villosités. La charpente qui soutient les glandes paraît très grêle quand celles-ci sont remplies par leurs cellules qui masquent le tissu conjonctif. Mais quand les éléments sécréteurs ont été éliminés par macération, on voit que ce tissu est très abondant, formé de minces membranes, d'aspect très légèrement grenu et arachnéen. Il porte les vaisseaux. Il devient beaucoup plus abondant et reprend l'aspect du tissu conjonctif véritable à faisceaux colorés en rose par le carmin et à cellules fusiformes abondantes, dans le renflement qui forme les villosités. Celles-ci, montant entre chaque fossette glandulaire, sont assez courtes, mais larges, du moins chez le nouveau-né. Elles diminuent rapidement de volume avec l'âge, et, chez l'homme adulte, elles ne forment plus que de courtes crêtes. La paroi propre des glandes est formée de grandes cellules membraniformes soudées (1).

Le reste de la paroi gastrique est beaucoup moins important pour nous ; il comprend les plans de fibres lisses, très serrés, et le revêtement péritonéal qui comprend deux couches : la supérieure, qui n'est qu'une couche de cellules plates, c'est l'endothélium, et l'inférieure, squelette de la séreuse, composée de nappes parallèles de tissu conjonctif, d'aspect presque cornéen, avec de nombreux lymphatiques.

---

(1) *Ranvier.* — Cours du Collège de France ; in *Journal de Micrographie*, 1884.

Voilà, en résumé, quel est l'état de la muqueuse gastrique. Qu'est-ce qu'une maladie chronique à détermination gastrique, le mal de Bright, par exemple, va faire de tout cela ? Pour le savoir, nous n'avons qu'à passer en revue les modifications que peuvent subir chacun des éléments constitutifs de la muqueuse ; nous aurons ainsi un tableau des lésions en regard du tableau normal.

## II. — *Etude générale des lésions de la muqueuse gastrique.*

Les lésions des glandes de l'estomac sont : d'une part, la dilatation et l'hypertrophie ; d'autre part l'atrophie simple ou accompagnée de transformation graisseuse. Le premier ordre de lésions est très fréquent. On peut rencontrer isolée, ou au milieu d'autres glandes diversement lésées, une glande renflée en poire ou devenue complètement sphérique ; son contenu est alors rempli de cellules de la paroi desquamées et mêlées à du mucus. A côté de cet état kystique vient l'hypertrophie qui, elle, existe rarement sur une glande isolée. Les glandes sont hypertrophiées de deux manières : par allongement du tube, ou par pelotonnement de sa partie profonde, ce qui se remarque surtout dans les glandes de la région pylorique. Ces glandes accrues en volume forment de petites nappes à contours irréguliers, ne déterminant qu'une saillie légère à la surface de la muqueuse, ou bien des amas plus circonscrits, en forme de petits cônes sessiles ou de polypes mous, à teinte violacée. Ce sont là les deux formes d'adénome bien connues : la première, l'adénome plat, depuis Andral, la seconde, depuis Cruveilhier, et qui ont été étudiées avec tant de soin dans les mémoires de M. Brissaud et de M. Ménétrier (1). Comme pour la transformation kystique, nous avons à relever la coexistence de lésions scléreuses et atrophiques sur tout le reste de la surface du ventricule, et c'est ce qui fait rentrer ces lésions dans notre sujet.

L'atrophie glandulaire peut s'observer très facilement sur les vieillards et en particulier les vieux cancéreux. On trouve qu'elle porte à la fois sur les trois tuniques. Les tubes glandulaires sont alors très courts ; nous les avons vus réduits au tiers de leur hauteur normale chez une vieille femme de 80 ans atteinte d'un cancer abdominal. En même temps, ils apparaissent légèrement flexueux, et leurs contours sont bien visibles grâce à la prolifération conjonctive des espaces interglandulaires.

Le plus souvent on observe avec l'atrophie l'état gras des glandes, mais cet état peut aussi se montrer primitivement. Cet état a été particulièrement décrit par Wilson Fox. Parrot, Damaschino, Laboulbène, Orth, ont repris ces descriptions ; ce dernier auteur a même vu, par l'action de la potasse, dans un cas d'atrophie régressive avec dégénérescence graisseuse, la graisse apparaître non seulement dans les cellules glandulaires mais aussi dans le tissu intertubulaire.

A côté de ces lésions il en faut placer une assez spéciale. C'est celle qui produit une ulcération minuscule au cours des gastrites chroniques alcooliques, urémiques, ou tuberculeuses. On voit, à l'œil nu, sur le fond ardoisé de l'estomac, une série de petites dépressions en entonnoir, à fond rosé ou rouge. Sur les coupes, on constate que toute la muqueuse (tissu conjonctif et glandes),

---

(1) Ces formes diffèrent dans l'estomac cardiaque et dans l'estomac pylorique où elles rappellent ces amas de glandes muqueuses que l'on voit normalement chez certains animaux, tels que l'oryctérope et le castor, et qui sont le point de départ de la division de l'estomac en deux portions ou sacs distincts, cardiaque et pylorique, que l'on voit chez quelques mammifères. — Voir Boulart et Pilliet, note sur quelques estomacs composés (*Journal de l'Anatomie*, 1886).

est tombée, comme enlevée avec un instrument, et laisse vide un cône dont le sommet répond au chorion ou aux culs-de-sac glandulaires profonds restés en place. On peut voir parfois sur ces ulcérations le bloc éliminé resté fixé dans une couche de mucus et constater que ses cellules sont volumineuses et se colorent sans élection sur les noyaux. Il s'agit donc d'une nécrose totale d'origine vasculaire, comme sa forme l'indique. On retrouve les vaisseaux remplis de sang dans le chorion et ces érosions peuvent donner beaucoup de sang, à son niveau, mais il n'existe que peu ou pas d'infiltration embryonnaire, du moins au début. Il s'agit donc bien d'un processus de désintégration et non d'un processus inflammatoire dans cette ulcération qui constitue la gastrite érosive des anciens.

Quelles sont les lésions des cellules dans les glandes ainsi modifiées ? La première, c'est la stéatose. Si l'on tue un animal par le phosphore, l'arsenic, ou tout autre poison stéatogène, c'est la graisse qui apparaît dans les cellules glandulaires qui apparaissent alors volumineuses et opaques. A côté de l'altération graisseuse, il en est une autre qui peut rentrer dans ce qu'on est convenu d'appeler l'état indifférent ; c'est un arrêt dans la différenciation cellulaire. Ainsi, chez les phtisiques, M. Marfan a vu les cellules perdre leurs granulations, devenir cubiques, à noyau apparent, à protoplasma homogène. C'est sous cet aspect qu'on les rencontre en effet souvent dans l'état spécial dit de cachexie, et qui relève toujours d'un empoisonnement. A côté de cet état, nous pouvons trouver, au lieu de ces cellules claires, des éléments plus foncés, plus petits, paraissant par retrait, isolés les uns des autres, d'aspect cassoté ; ce sont des cellules qui ont subi en place la nécrose dont le bourbillon des ulcérations urémiques nous offre un exemple plus développé.

Ce sont là des lésions vraies, la cellule est atteinte pathologiquement, mais elle peut subir une évolution qui, normale pour elle, modifie complètement l'aspect et les fonctions du tube glandulaire quand elle porte sur un plus grand nombre d'éléments que de coutume (1). C'est ainsi que dans la transformation kystique des follicules glandulaires que nous venons de signaler, la plupart des cellules principales ont pris le type caliciforme et sécréteur du mucus. D'autre part, les cellules bordantes peuvent se tuméfier, devenir réfringentes et volumineuses, avec affaiblissement de l'énergie vitale du noyau, qui semble s'étaler, se diluer et se fondre dans la masse du protoplasma. Ces deux ordres de phénomènes, l'évolution muqueuse des cellules bordantes et l'évolution des cellules bordantes qui ressemble à une sorte de coagulation du protoplasma tuméfié, se rencontrent à l'état normal, mais leur exagération constitue une lésion dont il faut tenir compte. Il en est de même pour les lésions de l'épithélium de revêtement. On ne constate en général qu'une exagération de la sécrétion muqueuse caractérisée par un enduit très épais de mucus renfermant un grand nombre d'éléments desquamés. En général, c'est l'épithélium qui est modifié le premier, puis les cellules bordantes et en dernier lieu les cellules principales. Les lésions vont donc de la surface à la profondeur.

Presque toujours ces lésions glandulaires sont accompagnées de lésions du chorion. Dans la muqueuse, ce chorion peut être modifié à la base des glandes, ou entre elles, ou enfin dans les villosités. L'épaississement des villosités peut s'observer d'une façon très nette autour de lésions traumatiques ou organiques ; dans l'ourlet, qui circonscrit un épithélioma par exemple, Virchow a dessiné cet aspect des saillies interglandulaires considé-

---

(1) A. Pilliet. — *Sur l'évolution des cellules glandulaires de l'estomac chez l'Homme et les Vertébrés ;* in *Journal de l'Anatomie*, 1887.

rablement allongées, épaissies, se terminant par une extrémité filiforme. Mais c'est là un cas extrême. Dans les gastrites chroniques généralisées, on observe le plus souvent un renflement des villosités qui sont alors bien visibles, plus ou moins accentuées, renflées en massue ou en poire. Leur tissu est d'abord chargé de cellules rondes, puis ces cellules prennent le type étoilé, rameux, réticulé, par suite de la production de minces bandes conjonctives entre elles. Ces derniers éléments se développent souvent assez pour que la villosité soit fibreuse ; les cellules y sont alors aplaties. La chute de l'épithélium calciforme qui les recouvre, hors les cas d'ulcères, de végétations ou de véritables bourgeons charnus, n'est pas un phénomène pathologique, pensons-nous. Elle doit être due au mauvais état de conservation des pièces, car les cellules épithéliales ne manquent entièrement que lorsque les conditions dans lesquelles on pratique l'examen sont défectueuses. Entre les glandes, le tissu conjonctif proliféré se montre également sous trois aspects : infiltration de petites cellules rondes, dites embryonnaires, dépôt de substance conjonctive par minces fibrilles entre ces éléments qui prennent alors le type réticulé, et organisation fibreuse plus ou moins avancée. A ce dernier terme, les glandes peuvent se trouver complètement séparées les unes des autres, d'abord par petits groupes correspondant aux unités d'excrétion que nous avons mentionnées, puis par culs-de-sac. Cette sclérose avancée coexiste le plus souvent avec le raccourcissement des tubes et doit s'accompagner de la disparition d'un certain nombre d'entre eux, mais cette altération quantitative est difficile à démontrer, et le raisonnement seul l'indique.

Le processus est le même à la base des glandes et dans les triangles conjonctifs qui séparent les culs-de-sac sur les coupes. C'est même là qu'il débute et qu'on doit le chercher d'abord. On constate alors que les premières infiltrations sont, comme on devait s'y attendre, sur le parcours d'un capillaire ou d'un petit vaisseau.

Dans certains cas, le chorion sous-muqueux est envahi spécialement, et l'estomac présente à l'œil nu une rigidité spéciale avec épaississement de ses parois qui lui donne l'aspect de la lymphangite épithéliomateuse diffuse constituant ce qu'on nommait le squirrhe en nappe. Cette affection peut être générale ou partielle ; dans ce dernier cas, elle affecte, comme l'épithélioma, une prédilection très marquée pour le pylore. Distinguée d'abord du squirrhe par Andral, elle fut longtemps considérée comme un squirrhe dans lequel le processus cicatriciel avait été assez loin pour masquer ou faire disparaître les boyaux de cellules caractéristiques de l'affection organique. MM. Hanot et Gombault ont donné une remarquable étude (1) de cette forme de gastrite chronique qui correspond à la *linite* de Brinton (2), déjà signalée par Budd.

Comme dans un grand nombre d'affections chroniques du tissu conjonctif, on y retrouve au moins pendant longtemps l'épaississement de la couche musculaire lisse de la muqueuse. C'est ce qui se passe dans certaines formes de salpingites, l'interstitielle par exemple. La sous-muqueuse épaissie est entièrement formée de tissu fibreux, à ce point développé que la maladie amène souvent la sténose du pylore et qu'on la trouve parfois décrite sous ce titre. Nous en avons présenté en 1889, à la Société anatomique, un cas auquel nous renvoyons le lecteur. La surface libre de l'estomac est souvent parsemée de bosselures formées de faisceaux entrecroisés d'éléments fusiformes ; les glandes gastriques sont en atrophie dégénérative et forment par

---

(1) Hanot et Gombault. — *Gastrite chronique avec sclérose sous-muqueuse hypertrophique et péritonite calleuse ;* in *Archives de Physiologie,* 1882, t. I, p. 412.

(2) Brinton. — *Maladies de l'estomac ;* trad. Riant, 1870, p. 346.

places, soit des kystes muqueux, soit de petits nodules semblables aux adénomes décrits par M. Sabourin dans les reins scléreux.

La couche musculaire et le péritoine sous-jacent peuvent également se trouver envahis par cette sclérose. Ce n'est pas la seule altération dont soient susceptibles ces deux plans ; M. le P[r] Bouchard rattache, on le sait, la dilatation de l'estomac à une manière d'être particulière des fibres lisses, et le *relâchement* de la séreuse péritonéale a été décrit par plusieurs auteurs, entre autres par Window.

Dans ce tableau de la gastrite chronique, nous avons énuméré les principales lésions que l'on peut rencontrer. Il est évident qu'on ne trouve à peu près jamais tous ces désordres réunis. Encore avons-nous omis à dessein l'augmentation de nombre et de volume des follicules lymphatiques, qui peut devenir considérable, non pas dans la fièvre typhoïde seule, mais dans la diphthérie et d'autres maladies infectieuses, car il s'agit là d'une lésion aiguë. Il nous faut voir maintenant s'il existe des formes particulières qu'on peut rattacher à telle ou telle cause, si toutes les maladies classiques inflammatoires de l'estomac ont cet aboutissant commun, ou si quelques-unes ont des caractères assez tranchés pour qu'on puisse remonter de la constatation anatomique à la pathogénie.

### III. — *Anatomie pathologique spéciale des gastrites chroniques.*

Nous avons envisagé d'ensemble les lésions chroniques de l'estomac ; il nous reste à faire l'étude des formes, non de toutes, — car actuellement c'est impossible, — mais de celles que l'on a pu isoler jusqu'ici. Cette étude n'est encore qu'esquissée, et les traits définitifs font en grande partie défaut. Nous en

éliminerons naturellement le ramollissement membrani-
forme ou pultacé, dont Jœger, en 1811, avait fait une
forme anatomique et clinique, et sur la nature de laquelle
tant d'auteurs anglais, allemands et français, et on compte
parmi ces derniers Louis, Billard, Cruveilhier, Andral,
etc., discutèrent à perte de vue jusqu'à ce que son
origine cadavérique, signalée par Hunter, fût définitive-
ment arrêtée. M. Lancereaux (1) distingue bien, en 1871,
les gastrites locales dues à des toxiques, acide sulfurique ou potasse, les gastrites alcooliques, et les urémiques, d'après leurs caractères anatomiques, mais c'est
depuis peu que les travaux se sont multipliés sur ce
point. Pour les passer en revue, il faut les grouper,
d'une façon un peu artificielle, en gastrites circonscrites
et en gastrites généralisées. Dans le premier groupe
nous avons les lésions chroniques qui succèdent au
traumatisme, à l'empoisonnement par les caustiques,
au cancer ou à l'ulcère rond. Dans l'ingestion d'acide
sulfurique, par exemple, après les premiers phénomènes aigus et la chute de l'eschare qui est formé en
partie de la muqueuse mortifiée, la surface ulcérée se
recouvre de véritables bourgeons charnus à la base desquels on retrouve parfois des culs-de-sac glandulaires à
cellules claires, indifférentes. Le chorion sous-muqueux,
épais et dur, est composé de faisceaux connectifs
feurés au milieu desquels sont éparpillés les éléments
de la musculaire muqueuse, toute la paroi stomacale est rigidifiée (2). La potasse, les acides chlorhydrique (Letulle et Vaquez), azotique, oxalique, l'arsenic,
le tartre stibié donnent des lésions semblables.

Dans l'ulcération épithéliomateuse constituée, on ne
peut saisir le plus souvent qu'au début la provenance
épithéliale des éléments intra-alvéolaires, car c'est seulement un petit groupe de glandes qui est le point de

---

(1) Lancereaux. — *Atlas d'anat. path.*, 1871, texte, p. 15.
(2, A. Pilliet. — Gastrite sulfurique ; in *Progrès médical,* 1888.

départ de la transformation morbide. Ainsi, sur des épi-
théliomas récents, de petit volume, à ulcération nouvel-
lement constituée, on pourra, sur la coupe comprenant
l'ourlet saillant de l'ulcère, voir les glandes se dilater,
s'allonger, se remplir de cellules à caractère indifférent,
mais se rapprochant plus des cellules principales que
des cellules bordantes; puis ces éléments dissociant la
musculaire muqueuse et se répandant dans le tissu
sous-muqueux pour former soit des cavités kystiques
tapissées d'un rang de cellules cylindriques, soit de petits amas tassés remplissant des boyaux ménagés entre
les fibres conjonctives. Dans le premier cas on constate
la forme anatomique de l'épithélioma cylindrique. Dans
le second, celle du carcinome alvéolaire. Les deux peuvent s'observer simultanément, ce qui établit leur origine commune. Mais ce processus, complètement décrit par Waldeyer (1), ne s'étend pas aux glandes qui
circonscrivent l'ulcère dès que celui-ci est un peu
étendu. Les éléments épithéliaux se répandent surtout
dans la sous-muqueuse qu'ils envahissent à la fois par
ses faisceaux connectifs et par ses lymphatiques. Il s'en-
suit que la muqueuse qui avoisine l'ulcère repose sur un
sol complètement modifié, d'autre part les oblitérations
vasculaires peuvent retentir sur des portions peu éloi-
gnées de l'estomac. Nous avons donc à examiner les
altérations régressives de l'estomac au voisinage immé-
diat de l'épithélioma d'une part, et d'autre part dans le
reste de la muqueuse.

Les lésions du bord saillant de l'épithélioma ont été
décrites depuis longtemps par Virchow. La figure qu'il
leur consacre est reproduite dans Cornil et Ranvier (2).
Le tissu conjonctif interglandulaire s'épaissit, devient fi-

---

(1) Waldeyer. — Die Entwicklung der Carcinome ; in *Arch. de
Virchow*, 1872, p. 118.
(2) Cornil et Ranvier. — *Manuel d'histologie pathologique*,
éd. 2, t. II, p. 303 et 306.

breux, et se prolonge à la surface sous forme de villosités et de végétations papillaires qui peuvent dépasser
le goulot des glandes. Celles-ci suivent le développement du tissu conjonctif et deviennent très allongées en
même temps que leurs cellules subissent des phases de
régression diverses, dont les plus communes sont la dégénérescence graisseuse et la nécrose. La sous-muqueuse est en même temps épaissie et scléreuse autour
des éléments néoformés, et l'on constate un épaississement très notable de la musculaire muqueuse au voisinage de la tumeur. Les lésions sont fort semblables,
sinon les mêmes, quand l'épithéliome débute par la
surface de l'estomac ou par le fond des glandes (Cf. Ray-
mond, *Revue de médecine*, 1889).

Quand elle siège au pylore, cet épaississement peut
être généralisé. Mais, d'après Cornil et Ranvier, il ne
serait pas spécial aux néoplasmes, car on le trouve dans
des cas où la tumeur manque, et l'on est alors forcé de
le rattacher à la linite plastique ou à un ancien ulcère
rond. Cruveilhier a parfaitement décrit les caractères
extérieurs de ces estomacs sous le nom de transformation
fibreuse de la tunique musculaire (1).

On voit que dans le cancer la surface d'estomac modifié et rendu inapte à remplir ses fonctions est toujours
plus étendue que la surface d'ulcération pure ; ce n'est
pas tout. Rosenheim (2), dans un travail présenté à la
Société de médecine berlinoise à la fin de 1888, s'est
occupé de l'atrophie de la muqueuse gastrique à distance
de la tumeur. Ses recherches physiologiques lui avaient
montré une diminution générale, mais non constante de
l'acide chlorhydrique libre et de la pepsine. Supposant
la muqueuse altérée, il rechercha à côté ou à distance
du carninome et trouva des lésions disséminées qu'il
range sous trois variétés : catarrhe glandulaire, prolifé-

---

(1) Cruveilhier. — *Anat. pathol.*, 1856, t. III, p. 599.
(2) Voir *Progrès médical*, 5 janvier 1889.

ration interstitielle dans les villosités ou à leur base, et formation de kystes glandulaires ; enfin, atrophie totale de la muqueuse qui devient mince et lisse. Ces lésions peuvent être disséminées.

M. Albert Mathieu (1) a également décrit, dans la muqueuse de l'estomac cancéreux, des lésions catarrhales et interstitielles aboutissant à la phtisie gastrique. Il insiste surtout sur la fréquence des transformations kystiques et des adénomes. Ceux-ci, fréquents dans ces cas, sont pédiculés ou bien en nappe. Ils constituent une lésion mixte, car la base conjonctive vasculaire, très développée, en fait souvent de véritables papillomes, tandis que les glandes, anormalement allongées et flexueuses, donnent à l'ensemble le cachet d'une lésion épithéliale. Notons ici que d'après une pièce soumise à notre examen par M. Maurin, interne des hôpitaux, on peut rencontrer sur le même estomac des adénomes cardiaques et des adénomes pyloriques, nés sans doute de la même cause, mais ayant chacun leurs caractères propres.

Cette fréquence de l'adénome dans la gastrite chronique des cancéreux soulève une question bien grave, encore pendante, celle des rapports de l'inflammation avec la production des tumeurs épithéliales. Il n'est pas douteux que les petits adénomes si fréquents au voisinage de l'épithéliome gastrique soient manifestement liés à l'irritation de la muqueuse et constituent un de ses modes de réaction ; d'autre part, leur ressemblance avec l'épithéliome au début est très grande. M. Brissaud (2) a signalé la transformation de leurs cellules glandulaires qui deviennent polyédriques ou atypiques.

---

(1) A. Mathieu. — Etat de la muqueuse de l'estomac dans le cancer ; in *Archives générales de Médecine*, avril-mai 1889.

(2) Brissaud. — Polyadénome gastrique ; in *Archives générales de Médecine*, 1885.

M. Ménétrier (1), dans l'important mémoire qu'il a consacré à cette question, donne des observations dans lesquelles on voit des nodules adénomateux présenter à leur base des cavités épithéliales provenant des glandes hypertrophiées. Les cellules glandulaires elles-mêmes deviennent muqueuses, puis cylindriques ou polymorphes. Bien que l'adénome reste le plus souvent sans se transformer et sans franchir la membrane glandulaire, il est certain que parfois on rencontre ces adénomes épithéliomateux. Nous en avons observé chez un urémique qui présentait un épithélioma ulcéré du volume d'une noisette et deux adénomes non ulcérés dont la base contenait un grand nombre de cavités épithéliomateuses. Aussi trouvons-nous fort juste cette conclusion de M. Ménétrier que, dans quelques cas dont le degré de fréquence nous est inconnu, le polyadénome devient l'origine de tumeurs malignes.

Cette production fournit donc la transition entre la sclérose inflammatoire de la muqueuse et la formation de l'épithélioma franc, et peut servir, par conséquent, à démontrer le rôle de l'inflammation dans la production et le développement de lésions organiques. On sait que Broussais et Bouillaud soutenaient l'importance de ce rôle. Bayle, Laënnec, Louis, lui refusaient au contraire toute influence sur les productions organiques, mais ils avaient surtout en vue la tuberculose. Pour le cancer gastrique, nous n'avons guère que l'opinion mixte d'Andral, qui admettait, comme nous l'avons dit à propos de la sclérose sous-muqueuse, des squirrhes purement inflammatoires. La même question se pose pour le foie, où la coexistence de la cirrhose avec l'adénome et l'évolution épithéliomateuse de ce dernier sont connues beaucoup mieux que pour l'estomac. MM. Hanot

---

(1) Ménétrier. — Des polyadénomes gastriques et de leurs rapports avec le cancer ; in *Archives de Physiologie*, 1888, n° 1, p. 32 et n° 2, p. 236.

et Gilbert (1) la tranchent pour la glande hépatique d'une façon assez large pour que leur interprétation puisse aussi s'appliquer à l'estomac. Nous pouvons donc admettre avec eux que, sous l'influence d'une cause générale commune, les deux processus se produisent, indépendants, mais simultanés, le tissu connectif réagissant par sclérose, le parenchymateux par épithéliome.

D'autres auteurs, et en particulier M. Lancereaux, soutiennent que la sclérose est consécutive au cancer. Pour le cancer gastrique, les produits nouveaux sécrétés par l'ulcération, les parasites qu'elle entretient, et surtout les oblitérations vasculaires que déterminent les cellules épithéliales peuvent évidemment expliquer en grande partie ces lésions disséminées qui, au dire de Rosenheim, sont précisément plus rares dans les formes cicatrisantes telles que le squirrhe, que dans les tumeurs molles. L'avenir décidera quelle est la part de vrai que renferme chacune des deux interprétations en présence.

Pour l'ulcère rond, la même question de l'origine inflammatoire se pose de la même façon. Les lésions du pourtour de l'ulcère sont très semblables à celles des gastrites chroniques ; d'après Hauser (1883), on y observe les mêmes modifications d'hyperplasie et de dégénérescence des glandes. La sclérose sous-muqueuse et souspéritonéale, l'épaississement des parois vasculaires sont trop connus pour que nous nous y arrêtions ; remarquons pourtant que, dans deux cas, Galliard a retrouvé à distance des lésions de gastrite sous-muqueuse et intertubulaire. Il faudrait donc pouvoir décider si les lésions de la muqueuse sont secondaires ou causales.

La théorie de la gastrite ulcéreuse de Cruveilhier,

______

(1) Hanot et Gilbert. — Etudes sur les maladies du foie, 1888, page 71.

brillamment défendue par Galliard (1), relie étroitement les érosions gastriques à l'ulcère qui en est l'extension. Les autres théories proposées pour expliquer l'ulcus rotundum impliquent également la possibilité d'une sclérose. Les lésions du pont de Varole déterminées par Brown-Séquard, celles de la couche optique et de la moelle allongée faites par Schiff (2) et reprises par Vulpian (3), déterminent des érosions par stase veineuse, congestion et gastrite catarrhale. Les lésions artérielles, embolies (Virchow), endartérites, stéatose des artères (Gerhardt), anévrysmes miliaires (Liouville), ne peuvent amener l'érosion qu'en déterminant des plaques de gastrite. Il est de même dans les embolies infectieuses (M. Letulle), dans la gastro-adénite (Aufrecht). L'ulcère rond peut donc être regardé comme une complication, ou, si l'on préfère, un aboutissant des gastrites chroniques et des lésions mécaniques qui permettent l'action de l'auto-digestion stomacale.

La gastrite alcoolique nous servira de transition entre les gastrites circonscrites et les généralisées, qui peuvent se diviser, au point de vue étiologique, en trois groupes : toxiques, dyscrasiques, infectieuses. Etudiée surtout dans ses caractères extérieurs par Cruveilhier, Leudet, Lancereaux, dans sa structure par Ebstein, par Straus et Blocq, au point de vue expérimental, elle se présente comme une forme assez nette. La muqueuse est épaissie, ardoisée, avec des taches noires pigmentaires et des plaques érosives superficielles qui peuvent se transformer en ces érosions ou petits ulcères assez communs dans cette maladie et dont nous avons donné

---

(1) Galliard. — Pathogénie de l'ulcère rond. Thèse Paris, 1882, p. 67.

(2) Schiff. — Physiologie de la digestion, 1867, vol. 2, leçon 35, page 416.

(3) Vulpian. — Leçons sur l'appareil vaso-moteur, 1873, vol. 1, page 441.

plus haut la description. Ebstein (1), en comparant à l'estomac du chien à jeun l'estomac irrité par l'introduction
d'alcool, a constaté surtout que les cellules superficielles
se montraient distendues par le mucus. MM. Straus et
Blocq, en poursuivant l'intoxication jusqu'à production
d'eschares chez le lapin, ont retrouvé cette accumulation
de mucus formant une couche qui renferme un grand
nombre de noyaux et de cellules épithéliales. Les ori-
fices glandulaires sont dilatés, remplis de bouchons
muqueux ; les cellules à mucus ont perdu le type cylindrique et ont pris le type caliciforme, par suite de l'accumulation du matériel muqueux entre les mailles de
leur réseau cytoplasmique. Les cellules bordantes sont
devenues réfringentes, dans la partie moyenne des
glandes. Le tissu conjonctif interglandulaire est épais,
adulte, infiltré de noyaux, fortement coloré en rose par
le carmin ; c'est une véritable sclérose intertubulaire.
Les vaisseaux sont fortement congestionnés ; il existe
par place de véritables foyers d'hémorrhagie. Toutes
ces lésions se propagent de la superficie vers la profondeur, ce qui montre qu'elles sont directement dues au
contact de l'alcool. On observe de plus des accumulations
embryonnaires sous-muqueuses et des hypertrophies
lymphoïdes signalées déjà par Frerichs et par Galliard,
et qui sont surtout marquées au voisinage du pylore.
Le phosphore, sous forme d'huile phosphorée, a été
étudié par Virchow qui, en 1864, décrivit une pâleur
caractéristique de la muqueuse accompagnant des
lésions inflammatoires qu'il engloba sous le nom de
gastrite glandulaire. Il trouva, avec un épaississement
modéré de la muqueuse, une tuméfaction trouble des
cellules glandulaires encore distinctes, mais plus
grandes, plus ternes, remplies d'abord de granulations
fines, puis de gouttelettes graisseuses et finissant par
se résoudre en un détritus granuleux. Bernhardt observa

---

(1) Ebstein. — *Arch. de Virchow*, 1872, p. 469.

des eschares superficielles d'un noir brun, siégeant en
haut des plis de la muqueuse. Ebstein, qui rapporte ces
observations dans son mémoire, a employé aussi l'huile
phosphorée sur deux chiens. Les cellules superficielles
présentent des gouttelettes de graisse ; celles des glandes, troublées et serrées, sont très réfractaires aux
liquides tinctoriaux usuels ; les cellules principales
sont les plus longues à s'altérer. Les glandes du pylore,
d'après Ebstein et Bernhardt, sont assez peu touchées ;
il en est de même des glandes de Brunner du duodénum.

Nous avons ici placé le phosphore parce qu'il déter-
mine une véritable gastrite chronique généralisée, du
moins sous la forme d'huile phosphorée. L'alcool et le
phosphore suffisent pour donner une idée des gastrites
toxiques. Nous pouvons passer aux gastrites infectieuses. Laissant de côté celles de la fièvre typhoïde, de
diphtérie, qui sont des formes aiguës, nous prendrons
le tableau, dessiné par M. Marfan (1), de la gastrite
au cours d'une maladie infectieuse chronique, la tuberculose. Elle est spécifique, liée à des tubercules, dans
quelques cas. Le plus souvent elle est simple. L'estomac est alors moyennement dilaté, à surface villeuse et
irrégulière au point de donner l'aspect mamelonné ou
même aréolaire. Ce qui frappe le plus c'est une infiltration intertubulaire par des cellules rondes, infiltration générale qui produit à la surface libre de l'estomac
des végétations polypiformes allant jusqu'à la production d'adénomes. A la base des glandes, elle produit
l'infiltration sous-tubulaire et l'épaississement de la
muqueuse. Les cellules bordantes perdent leurs granulations, deviennent cubiques ou cylindriques, leur
protoplasma devient homogène et clair, le noyau se
voit donc plus facilement que dans la cellule granu-
leuse normale. On peut aussi rencontrer l'état gras

---

(1) Marfan. — Troubles et lésions gastriques dans la phtisie
pulmonaire. Thèse Paris, 1887.

signalé par M. W. Fox. Cet aspect pâle et dépourvu de granulations des cellules bordantes avait été signalé déjà par Loquin. La remarquable description de M. Marfan nous montre que dans cette forme de gastrite, comme dans toutes celles que nous avons passées en revue, ce sont les cellules bordantes qui perdent d'abord leurs caractères à la suite des lésions catarrhales de l'épithélium superficiel. Dans les suppurations prolongées, on rencontre des lésions ou parfaitement semblables ou rattachables à ce type (Marfan, communication orale).

Après les gastrites toxiques et infectieuses viennent les dyscrasiques; c'est-à-dire celles qui relèvent d'une auto-intoxication, car le mot de dyscrasie tend de plus en plus à prendre ce sens. L'urémie en fournit le plus bel exemple. Cl. Bernard et Bareswill ont montré que chez les chiens néphrotomisés, l'urée s'éliminait par l'estomac et l'intestin sous forme de carbonate d'ammoniaque. Chez l'homme, on rencontre, comme nous l'avons déjà dit, des ulcérations urémiques qui semblent dues à une nécrose chimique de la muqueuse. L'estomac des urémiques qui vomissent est parsemé de replis nombreux et saillants, sa surface interne est ardoisée ou noirâtre, avec des arborisations vasculaires fines d'un rouge vif, l'enduit muqueux qui révèle la gastrite catarrhale et l'irritation de l'épithélium superficiel est très épais et adhérent. Les lésions des glandes sont celles que nous avons décrites dans le tableau d'ensemble présenté au début et pour lequel nous avions pris l'urémie comme type. Lancereaux, Hlava et Thomayer, Fenwik les ont décrites. Nous ne reviendrons donc pas sur l'infiltration de cellules rondes ou fusiformes qui donnent au tissu conjonctif un aspect réticulé sur l'allongement des villosités, très marqué dans l'état aigu, comme nous l'avons pu constater plusieurs fois, sur les flexuosités des glandes et leur état kystique.

Notons seulement que les cellules présentent parfois en grand nombre une inaptitude marquée à fixer les réactifs colorants (Pilliet, *Soc. de Biol.* 1887). L'estomac des diabétiques présente aussi souvent une gastrite chronique sur laquelle nous ne nous étendrons pas à cause de la complexité de ses causes et qui a été décrite par Armanni dans son traité du diabète. (Trad. française, 1876).

Nous avons envisagé les différentes gastrites chroniques d'après leur étiologie ; mais il en reste quelques-unes dont la pathogénie n'est pas encore fixée, et qui possèdent pourtant une anatomie pathologique, très semblable d'ailleurs à celle que nous venons de voir. C'est d'abord l'atrophie glandulaire de l'athrepsie, qui existe en dehors des plaques ulcéreuses ou diphtéroïdes, lesquelles paraissent relever d'un processus aigu (1). C'est ensuite l'état graisseux signalé autrefois chez les chlorotiques, c'est surtout la destruction plus ou moins complète de la muqueuse décrite par Ewald, Jaworosky, Nothnagel, Litten, Rosenheim, Georges Meyer et Baginsky (2), sous le nom de phtisie gastrique. Il s'agit tantôt de lésions dégénératives glandulaires ; les glandes se dévient, se contournent, elles peuvent s'oblitérer et devenir kystiques, la dégénérescence muqueuse des cellules est précoce ; tantôt c'est une sclérose conjonctive à bandes épaisses, qui entoure et étouffe les glandes ; les deux processus peuvent se combiner. Les lésions une fois produites seraient irréparables et se traduiraient par un catarrhe chronique avec diminution des produits caractéristiques de la sécrétion gastrique et symptômes d'anémie pernicieuse (3). Peut-être un certain nombre des cas décrits sous ce titre de phtisie chronique sont-ils rattachables à l'alcoolisme ou à une

---

(1) Parrot. — L'Athrepsie, 1877, p. 241.

(2) G. Meyer. — Atrophie de la muqueuse stomacale ; in *Société de Médecine de Berlin*, 15 octobre 1888.

(3) A. Mathieu. — Art. Estomac, *Dict. encycl. des Sc. Méd.*, t. XXXVI, série 1, p. 151.

autre forme d'empoisonnement. Nous en dirons autant de la stéatose des glandes à début par la surface de la muqueuse, que décrivent Wilson, Fox, Laboulbène (1), Orth (2), etc., comme une des lésions de catarrhe chronique et que nous avons retrouvée chez quelques vieillards à l'hospice d'Ivry.

Pour résumer cette étude, nous n'aurons qu'à constater d'une part le développement des recherches chimiques qui substituent à la séméiologie vague et purement subjective des dyspepsies de tout ordre une série de signes positifs et fixes et, d'autre part, à rappeler les séries de lésions atrophiques et scléreuses qui correspondent à ces symptômes. Il en résulte que depuis peu l'étude des gastrites a fait, à ces deux points de vue, d'immenses progrès. Maintenant la voie est tracée et, chaque jour, ce diagnostic, naguère si obscur des affections chroniques de l'estomac, va gagner encore en finesse et en précision.

(1) Laboulbène. — *Anat. Pathologique*, p. 124, 1879.
(2) Orth. — *Traité d'Anatomie Pathologique*, t. I, p. 735, 1887.

PARIS. — IMP. V. GOUPY ET JOURDAN, RUE DE RENNES, 71